AF375817

ÉTUDE

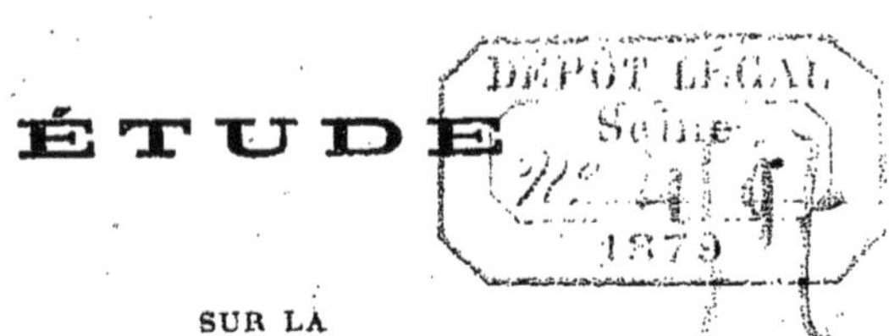

SUR LA

CONTRACTURE MUSCULAIRE

SYPHILITIQUE

PAR

Joseph CESBRON,

Né au Fuillet (Maine-et-Loire),
Docteur en médecine de la Faculté de Paris,
Ex-interne provisoire des hôpitaux de Montpellier (concours 1878),
Lauréat de l'École de plein exercice de médecine de. Nantes (concours 1877),
Ancien externe des hôpitaux d'Angers (concours 1876),
Membre titulaire de la Société médicale d'émulation de Montpellier,
Membre correspondant de la Société de médecine
et de chirurgie de la même ville.

PARIS

V. ADRIEN DELAHAYE et Cie LIBRAIRES-EDITEURS

PLACE DE L'ÉCOLE-DE-MÉDECINE

1879

ÉTUDE

SUR LA

CONTRACTURE MUSCULAIRE

SYPHILITIQUE

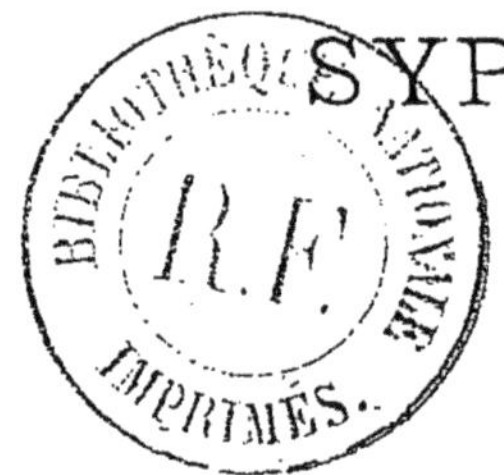

PAR

Joseph CESBRON,

Né au Fuillet (Maine-et-Loire),
Docteur en médecine de la Faculté de Paris,
Ex-interne provisoire des hôpitaux de Montpellier (concours 1878),
Lauréat de l'École de plein exercice de médecine de Nantes (concours 1877),
Ancien externe des hôpitaux d'Angers (concours 1876),
Membre titulaire de la Société médicale d'émulation de Montpellier,
Membre correspondant de la Société de médecine
et de chirurgie de la même ville.

PARIS

V. ADRIEN DELAHAYE et Cⁱᵉ LIBRAIRES-EDITEURS

PLACE DE L'ÉCOLE-DE-MÉDECINE

1879

ETUDE

SUR LA

CONTRACTURE MUSCULAIRE SYPHILITIQUE

—

INTRODUCTION

Les contractures musculaires constituent un symptôme fréquent dans la plupart des maladies du cerveau et de la moelle. Là elles ont été savamment étudiées par MM. Bouchard, Gubler, Vulpian, Prévost et Charcot.

Les maîtres de la science ont aussi consacré de belles leçons à la description de ces affections chez les hystériques. Il nous suffira de citer les noms de Charcot, de Gosselin, de Robert, de Brodie, de Boddaert.

Beaucoup plus rares, les contractures qui surviennent dans le cours de la syphilis semblent avoir été laissées de côté. Elles n'ont point eu, comme les précédentes, le mérite d'attirer l'attention des auteurs. Il y a lieu pourtant, nous le croyons du moins, de les distinguer et d'en faire une espèce à part. Nous devons toujours nous efforcer de rattacher l'effet à la cause, afin de pouvoir la combattre. C'est le seul moyen d'établir une médication vraiment utile. « Is rectè curat quem causæ origo non « fallit (Celse).

Nous ne pouvons ici, à notre grand regret, nous appuyer sur les données si précieuses de l'anatomie pathologique; elle nous fait absolument défaut. On doit, du reste, remarquer avec M. Fournier que « l'analogie des symptômes et des lésions ne saurait impliquer l'identité de nature, la fusion nosologique de types dissemblables. » (Fournier. Progrès médical, t. V, 1877.) La science micrographique aurait de la peine, en face d'une articulation enflammée, à se prononcer pour l'arthropathie rhumatismale ou syphilitique; cependant la clinique nous apprend que de ces deux arthrites l'une résiste et l'autre guérit par le mercure. Nous verrons de même que, si la contracture consécutive à une lésion du cerveau est rebelle au traitement, la contracture d'origine syphilitique cède à une médication appropriée à la maladie constitutionnelle.

En un mot, pour le moment la clinique peut seule nous guider et suppléer à ce que l'anatomie pathologique ne nous a pas encore enseigné. C'est elle qui va nous fournir les éléments de distinction nosologique et nous permettre de caractériser l'affection qui doit faire l'objet de cette étude.

L'idée de notre travail date du jour où, pour la première fois, notre attention a été appelée par nos maîtres sur un cas de ce genre. C'est alors que nous revint en mémoire l'histoire d'une jeune jeune fille syphilitique qui se plaignait de souffrir dans le pli du coude droit et au jarret. Un traitement antirhumatismal et des badigeonnages à la teinture d'iode étaient longtemps demeurés sans effet lorsqu'on vit les symptômes s'amender et disparaître rapidement sous l'influence d'une médication mixte par le mercure et l'iodure de potassium. Depuis, nous avons eu l'occasion d'en observer nous-même un autre exemple que nous rapportons plus loin. Ce sont ces circonstances réellement favorables qui nous ont permis de nous rendre compte des débuts de l'affection, et nous ont amené à faire des recherches sur un sujet aussi obscur.

Peut-être resterons-nous au dessous de notre tâche; nous aurons du moins la satifaction d'offrir réunis des matériaux qui pourront servir à d'autres. «... Dans les sciences encore aussi peu avancées que le sont la physiologie et la médecine, le point principal est d'indiquer ou d'ébaucher une question nouvelle. » (Cl. Bernard. Leçons sur les substances toxiques et médicamenteuses.)

Ce que nous voulons essayer de décrire, ce sont ces contractures musculaires qui se manifestent dans le cours de la syphilis sans lésion appréciable du muscle contracturé et des parties constituantes de la région. Nous excluons donc de notre sujet les contractures consécutives aux tumeurs gommeuses syphilitiques, aux lésions articulaires qui peuvent survenir pendant la maladie constitutionnelle. En un mot, nous nous bornerons à cette affection que M. Notta a désignée sous le nom de rétraction musculaire syphilitique et que M. Mauriac appelle myopathie bicipitale, affection syphilitique du biceps et autres muscles.

Nous préférons à ces dénominations le titre : contracture musculaire syphilitique. Il peint bien le fait et il est adopté par les auteurs les plus récents, MM. Fournier, Jullien, Cornil. Il n'a pas comme le mot rétraction l'inconvénient de faire supposer une transformation fibreuse du muscle, et, comme le mot myopathie, le désavantage de désigner tout aussi bien une tumeur gommeuse qu'une autre affection musculaire.

Afin de pouvoir nous avancer d'un pas plus sûr dans l'étude de la contracture musculaire syphilitique. nous allons la considérer comme une espèce d'entité morbide, bien qu'elle ne soit qu'une manifestation d'une maladie générale.

Après un rapide exposé historique, nous aurons, symptomatiquement, à faire ressortir les caractères qui sont propres à cette affection, et nous présenterons le cortége de phénomènes généraux qui semblent accompagner les cas complexes.

Nous rechercherons, dans l'étiologie, à quelle période de la syphilis la contracture apparaît d'ordinaire, dans quelle forme de la maladie constitutionnelle elle est plus fréquente; puis nous nous demanderons s'il n'existe pas quelques causes localisatrices et déterminantes de l'affection.

Dans un chapitre de diagnostic, il s'agira de savoir si aucune autre maladie n'est capable de produire une semblable affection, si elle peut être facilement distinguée des contractures qui surviennent dans le cours soit du rhumatisme, soit de l'hystérie, soit d'une maladie articulaire.

Le pronostic ressortira de la marche et de la terminaison de l'affection, et l'efficacité du traitement antisyphilitique servira à mettre en relief sa nature spécifique. Nous montrerons, en terminant, le siége de prédilection qu'affecte la contracture musculaire syphilitique.

HISTORIQUE

Quand on ouvre les auteurs qui se sont spécialement occupés de la syphilis, on est étonné de trouver si peu de renseignements au sujet de la contracture musculaire qui peut survenir dans le cours de la maladie constitutionnelle. Les médecins anciens ne semblent pas l'avoir observée, et on pourrait presque regarder cette affection comme une conquête de nos cliniciens actuels.

Non-seulement les médecins de l'antiquité n'ont rien écrit sur ce sujet, mais encore, « au quinzième siècle, alors que la syphilis donna lieu à une nuée de productions que la découverte de l'imprimerie et le caractère effrayant de l'épidémie régnante expliquent suffisamment », les auteurs ne nous ont rien laissé qui ait trait à cette affection. Ils ne signalent même pas cette manifestation rare « d'un fléau, aux métamorphoses si variées. »

Pour la première fois, en 1539, Ulric de Hutten fait allusion à la contracture musculaire, quand il écrit ces mots : « Contrahuntur et nervi nec nunquam disten- « duntur et laxifiunt. »

Astruc (De morbis venereis, 1736) vient résumer les connaissances de ceux qui l'ont précédé, et, s'il faut croire qu'il a constaté cette affection comme on le soutient, on peut juger par le passage suivant que nous lui empruntons combien ses idées étaient vagues sur ce sujet. « Si la substance des muscles est infiltrée du virus et qu'elle s'arrête dans ses vaisseaux, elle y causera des ganglions et de petites tumeurs dures qui, en interceptant ou retardant le cours du sang, donnerait lieu à une douleur rhumatismale tensive, pulsative avec tuméfaction manifeste et inflammatoire. Si cette substance continue de se séparer comme à l'ordinaire, mais qu'elle soit fort âcre, elle produira par ses irritations et ses picotements une douleur rhumatismale pongitive, mais sans inflammation. » Ces mots prouvent bien plutôt, à notre avis du moins, qu'Astruc avait en vue les tumeurs gommeuses syphilitiques et les contractures qu'elles peuvent déterminer.

Petit-Radel (Cours des maladies syphilitiques, t. II, 1812) signale bien la contracture musculaire ; mais à propos du rhumatisme articulaire dans la syphilis, il n'y consacre, du reste, que quelques mots : « Les douleurs qu'il cause sont assez violentes, quand elles sévissent longtemps sur les extrémités pour produire dans les membres une rétraction très-rebelle aux moyens de guérison. »

Lagneau (Traité pratique des maladies syphilitiques, 1828, t. I) a écrit en parlant du mal vénérien. «Il donne lieu en se portant sur les membres à des phlegmasies chroniques de ces organes qui déterminent des flexions permanentes désignées sous le nom de contractions syphilitiques, accidents rares de nos jours. »

Chomel (Dictionnaire de médecine, t. II, 1828) dit que « la contraction succède souvent au rhumatisme, aux névralgies, aux convulsions, à la syphilis, etc. »

Pour être juste, il faut bien reconnaître que ces auteurs ont les premiers signalé le fait ; mais ils n'ont pas insisté et ne l'ont pas décrit. Ce n'est que dans des temps

très-rapprochés de nous que l'on a commencé à recueil-
lir les matériaux propres à constituer l'histoire de cette
manifestation syphilitique à la fois bizarre et mys-
térieuse.

Ph. Boyer (Traité pratique de la syphilis) écrivait en
1836 : « Il paraît que la syphilis consécutive a aussi de
l'influence sur le système musculaire, car j'ai vu deux
fois des contractures produites par elle ou au moins
accompagnant ses symptômes et ne pouvant être rap-
portées à d'autres causes. Elles appartenaient au muscle
biceps brachial; l'avant-bras était un peu porté dans la
pronation et la flexion ne pouvait être étendue. L'un
des malades avait une syphilide ulcéreuse au front, l'autre avait des exostoses aux tibias, plusieurs hydarthroses,
des périostoses au métatarse et au métacarpe et la teinte
terreuse de la peau. »

Déjà les faits, d'ailleurs peu détaillés, cités par
Ph. Boyer, avaient été oubliés ou méconnus, lorsqu'en
1842, M. Ricord vint fort à propos attirer l'attention des
praticiens sur ce sujet, en publiant dans la Gazette des
hôpitaux (1842, p. 98) plusieurs observations de contracture musculaire syphilitique.

En 1846, M. le professeur Bouisson reprend à son tour
la question (Gazette médicale). Il fait remarquer que les
lésions produites par la syphilis sur le système musculaire et ses annexes « ont passé inaperçues pour un grand
nombre de pathologistes et n'ont donné lieu qu'à des
descriptions bien incomplètes. »

Pour le savant professeur de Montpellier, l'influence
de la syphilis sur le système musculaire et ses annexes
se traduit de trois manières principales, savoir : 1° par la

douleur; 2° par la contracture des muscles; 3° par des tumeurs dans le système musculaire et ses dépendances.

« La contracture musculaire est tantôt le résultat du rhumatisme syphilitique dont elle n'est qu'un degré plus marqué ; d'autres fois elle se manifeste d'une manière lente et parvient à un degré plus ou moins avancé. »

Vidal de Cassis a lui aussi signalé un cas de contracture musculaire syphilitique. « J'ai observé une rétraction du biceps par cette cause (syphilis). L'avant-bras était fortement fléchi sur le bras, et le tendon du biceps extrêmement saillant » (Pathol. ext., t. II).

Enfin, M. Notta put en réunir plusieurs exemples et publier un mémoire des plus intéressants sur ce sujet (Archives générales de médecine, décembre 1850). C'est lui qui le premier a donné une description convenable de cette affection et montré la voie à suivre.

Depuis ce travail, Angelo Mazzuchelli a aussi étudié la syphilis musculaire (*Annali universali di medicina*, t. CLXXXVII, 1864), et une conférence clinique a été faite sur la contracture syphilitique à l'hôpital de la Charité, par M. le professeur Gosselin. Malheureusement nous n'avons pu retrouver que l'observation qui a fait l'objet de cette leçon.

Nous avons encore pu consulter les écrits de M. Fournier (Gaz. hebdomad., n° 41, 1868, et Leçons sur la syphilis, 1873) ; la thèse de M. Vaffier (Rhumatisme syphilitique, Paris, 1875) ; puis les leçons sur les myopathies syphilitiques faites à l'hôpital du Midi, par M. Mauriac.

C'est surtout sur le témoignage de ces derniers auteurs que nous aurons à nous appuyer dans le cours de cette étude.

SYMPTOMATOLOGIE.

La contracture musculaire syphilitique, telle que nous l'avons observée, se présente avec une physionomie qui est presque toujours la même. M. Cornil, dans ses récentes leçons sur la syphilis (Paris, 1879), a pu en tracer la description en quelques lignes :

« Elle se traduit par une roideur de l'articulation du coude, par une impossibilité de l'extension complète de cette articulation. En exagérant cette extension, on sent le muscle biceps qui se tend, qui est contracté et qui s'oppose au mouvement. Peu à peu le mouvement d'extension devient de plus en plus limité, et l'avant-bras demeure fléchi sur le bras suivant un angle variable depuis l'angle obtus jusqu'à un angle très-aigu. Les mouvements de la jointure sont dès lors très-restreints ; mais les mouvements compris dans l'angle limite de l'extension s'exécutent facilement. Il s'agit d'une contracture du biceps qui est infranchissable et qui détermine une vive douleur, lorsqu'on essaie de forcer l'extension, mais il n'y a rien du côté de la jointure. »

Voilà le fait ; mais pour mieux nous en rendre compte, nous allons envisager isolément les signes de l'affection, avant de rechercher la cause qui a pu la produire.

1° *Signes physiques.*

a. *Inspection.* — Le médecin qui a constaté l'état de flexion de l'avant-bras sur le bras ne borne pas là son examen. Il sait que dans les cas d'arthrites ou dans les maladies articulaires où l'acuité des phénomènes douloureux amène de la contracture, la position intermédiaire entre la flexion et l'extension complète est l'attitude ordinaire. Il doit donc interroger son malade sur ses antécédents, et, si la contracture est d'origine syphilitique, il constatera presque toujours l'existence simultanée d'accidents de nature manifestement spécifique, plaques muqueuses ou exostoses. Il sera en même temps frappé de la coloration normale de la peau au niveau de l'articulation et du membre contracturé.

b. *Palpation*. — On peut s'assurer par l'examen le plus attentif, le plus minutieux de la région que la peau et le tissu musculaire sont souples, parfaitement normaux, que l'articulation est intacte, que les bourses séreuses sont indemnes, que la température n'est pas exagérée dans la région. La palpation nous apprend que le tendon est dur et tendu comme une corde. « On le trouve dans le même état que pendant une violente contraction du muscle. » Il est bien difficile de dire s'il a conservé alors son état normal ou s'il est altéré dans sa constitution. On peut le palper en tous sens sans découvrir en lui aucun changement. On ne sent ni nodosité, ni épaississement à sa surface. Nous devons toutefois noter qu'il est douloureux.

La palpation nous enseigne encore que le muscle prend une forme globuleuse plus ou moins prononcée suivant son état de flexion ; puis, quand l'affection va disparaître, le tissu musculaire s'allonge et simule une tumeur piriforme. M. Mauriac a observé que « le muscle malade n'était pas ramassé sur lui-même dans toutes ses parties et d'une façon homogène, comme lorsqu'on lui fait exécuter une contraction volontaire. S'il n'a pas la flaccidité du muscle au repos, il n'offre pas cependant la fermeté du tissu musculaire en état de contracture.... Il ressemble, dit M. Mauriac, à un muscle atteint d'un léger état de crampe plutôt qu'à un muscle contracturé. » (Loc. cit.) S'il n'a pas la même consistance qu'à l'état normal, nous croyons pouvoir admettre avec M. Notta qu'il a parfois, sinon toujours, le même volume qu'un muscle sain volontairement contracturé. Nous avons été amené à cette idée par la mesure comparative que nous avons faite du bras sain et du bras malade dans un cas. Les deux bras se trouvant dans les mêmes attitudes, nous avons toujours trouvé les mêmes dimensions aux mêmes niveaux.

Le muscle est tout à fait indolent. Nous avons toujours pu le presser, le malaxer dans tous les sens, sans jamais déterminer aucune douleur à sa surface. C'est là ce qui a lieu le plus ordinairement, d'après le résultat des faits connus, mais il arrive parfois qu'il y a exagération de la sensibilité morbide en certains points du muscle.

2° Signes fonctionnels.

Les signes fonctionnels comprennent la douleur et l'étude des mouvements.

a. *Douleur*. — Elle apparaît souvent quelques jours avant le début de l'affection, mais on a fait judicieusement remarquer que si on l'observe fréquemment, cela tient à ce que la contracture musculaire se manifeste « à une période de la syphilis dans laquelle il existe presque constamment des douleurs sur le trajet des membres. »

Il ne faut donc pas y attacher une grande importance.

Lorsqu'au contraire l'affection est constituée, la douleur présente des caractères particuliers, un siége variable. Nulle dans l'état de repos dans les cas les plus simples, elle peut être provoquée par des mouvements trop brusques, par l'extension forcée ; et plus la puissance qui essaie de diminuer la flexion est considérable, plus la souffrance est intense. Voici ce que dit M. Notta, à ce sujet : « Dans nos observations, le muscle rétracté entrant en contraction et par conséquent le membre, il n'y avait aucune douleur sur le trajet du muscle, ni au niveau de ses insertions, même lorsque le malade soulevait un poids considérable ; dans un cas seulement, il y avait une très-légère douleur au niveau de l'insertion radiale du biceps.

« Si, au contraire, en disant au malade de laisser aller son membre et de relâcher complétement le muscle rétracté on cherchait à l'étendre au delà des limites permises par la rétraction, on déterminait une douleur vive, non plus dans le corps charnu, mais seulement au niveau de l'insertion inférieure dans quatre cas ; dans le cinquième, la douleur se développait au niveau des deux insertions ; enfin, dans le sixième, on ne causait aucune douleur ». On a aussi noté qu'une pression méthodique exercée sur le trajet de tendon détermine une souffrance plus ou moins vive ; et, pour M. Notta, « cette douleur à la pression au niveau des insertions du muscle paraît constituer un symptôme important. »

Les auteurs ont dit que les souffrances étaient plus vives pendant la nuit. Les malades s'en plaignent, en effet, beaucoup, et nous voyons les douleurs nocturnes signalées dans toutes les observations. On ne peut cependant pas dire qu'elles soient particulières à la contracture musculaire syphilitique. M. Notta a eu soin de rappeler qu'à cette période de la syphilis les douleurs nocturnes « sont presque la règle et qu'elles se font sentir en même temps dans les autres membres. »

Quant aux douleurs spontanées, on les rencontre plus spécialement dans les variétés névralgiformes de l'affection. Elles semblent, dans ces cas, dominer la scène et la centracture musculaire n'apparaît plus que comme phénomène secondaire.

Un autre point important, c'est la détermination du siége de la douleur. Nous avons pu observer la contracture musculaire à son début et toujours nous avons constaté, d'accord en cela avec M. Notta, que la douleur était plus aiguë près des insertions du tendon sur les os et qu'elle devenait moins vive au niveau de l'insertion des fibres musculaires sans cesser d'exister au moment de l'extension forcée.

M. Mauriac ne semble pas adopter cette opinion. Voici ce qu'il écrit : « Un des principaux foyers de la douleur est placé dans « le pli du coude, » sur le trajet du tendon, habituellement à son côté interne et plus près de l'insertion des fibres musculaires que du radius. Dans le membre inférieur, un foyer qui se rapproche beaucoup de celui du tendon du biceps par son siége et le caractère de la douleur, c'est celui qui occupe le tiers inférieur du creux poplité et l'extrémité supérieure des gastro-cnémiens. »

Le même auteur a encore signalé l'existence d'un autre foyer douloureux. Il lui donne le nom de péri-olécrânien, parce qu'il est situé au pourtour de l'olécrâne. « Là encore, il se concentre plus spécialement entre l'épitrochlée et l'olécrâne, et dans la partie la plus inférieure de la masse du triceps. Il accuse l'état maladif de ce dernier muscle. » (Loc. cit.)

Nous avons pu noter ce phénomène chez un de nos malades, mais alors il existait un peu de liquide dans la bourse séreuse située à la partie inférieure du triceps, entre ce muscle et la tête de l'olécrâne. Le muscle ne paraissait pas malade et la pression sur sa surface ne faisait pas souffrir le patient. Quoi qu'il en soit, ce dernier foyer de douleur ne s'observerait que dans les cas d'ankylose musculaire, c'est-à-dire lorsqu'il est impossible d'obtenir ni la flexion, ni l'extension complètes de l'avant-bras sur le bras, ce serait là un symptôme de la contracture du triceps.

b. *Sensibilité locale.* — La sensibilité cutanée n'est pas ordinairement modifiée dans la région où siége la contracture musculaire syphilitique. Si, chez les femmes, on a observé de l'anesthésie dans certains cas, il est aussi bien permis de l'attribuer à l'hystérie qu'à la syphilis. Zambaco (Des affections nerveuses syphilitiques, p. 286) cite pourtant un exemple de contracture musculaire syphilitique avec paralysie incomplète de la sensibilité et du mouvement. Ces cas ne se rencontrent que dans la forme névralgique de la syphilis, et la contracture n'est qu'un épip hénomène de la névralgie existante. Qu'on lise plutôt l'observation suivante :

Observation I. — Mauriac. Névralgie cubitale gauche avec affection syphilitique du biceps au deuxième mois d'une syphilis légère. Douleurs paroxystiques dans les deux creux poplités. Guérison au bout d'un mois et demi.

Un garçon marchand de vins, âgé de 20 ans, d'un tempérament lymphatique, mais toujours bien portant, contracte un chancre qui se montre dans les premiers jours de septembre 1869.

Le 10 octobre. Apparition d'une syphilide à papules petites, acuminées, très-confluentes, surtout au front et à la figure, céphalalgie violente.

Pilules d'iodure de potassium pendant la durée du chancre, puis frictions mercurielles contre la syphilide.

Au mois de novembre (2e mois et demi du chancre), le malade fut pris, sans cause appréciable, d'accidents névropathiques consistant :

1° En une douleur très-vive occupant le côté externe de l'olécrâne gauche, sans aucun gonflement, se propageant le long du nerf cubital et accompagnée d'une sensation d'engourdissement, d'une anesthésie et d'un abaissement notable de la température dans le doigt auriculaire.

2° En une impossibilité d'étendre complétement l'avant-bras sur le bras.

3° En douleurs siégeant dans le creux poplité, vers son angle inférieur, des deux côtés, paroxystiques et assez fortes pour causer parfois de la claudication.

Ces accidents survenus en pleine poussée syphilitique sur la peau diminuèrent au bout d'un mois et demi de durée. Mais l'anesthésie et l'abaissement de la température dans le doigt auriculaire gauche durèrent plus longtemps.

« Ici, le symptôme prédominant, c'était la névralgie du nerf cubital à laquelle il faut rapporter l'anesthésie et l'abaissement de température de l'auriculaire. »

c. *Troubles fonctionnels. Mouvements.* — Les malades éprouvent souvent, quelques jours avant l'apparition de la contracture, un peu de lassitude, de fatigue, des sensations semblables à celles que l'on ressent dans les cas de crampes sourdes. Mais les mouvements de l'avant-bras sur le bras demeurent libres jusqu'au jour où la contracture du muscle biceps est confirmée. Et alors, dans les cas les plus ordinaires, le mouvement d'extension seul n'est pas complet. Tandis que tous les autres mouvements de l'avant-bras sur le bras conservent leur amplitude normale, celui-là diminue peu à peu pour se renfermer dans des limites de plus en plus restreintes ; la flexion de l'avant-bras sur le bras augmente d'autant avec les progrès de la maladie, avec le racourcissement du muscle.

Le degré de flexion de l'avant-bras sur le bras atteint des proportions très-variables ; c'est de cet état de flexion que dépend le trouble fonctionnel du membre. Il est évident que les mouvements de l'avant-bras sur le bras seront d'autant plus entravés que la flexion elle-même sera plus prononcée. M. Notta a eu l'heureuse idée de mesurer les angles de flexion chez ses malades et nous a laissé, dans le Mémoire déjà cité, le tableau suivant que nous lui empruntons.

Sinus de l'angle obtus formé par l'avant-bras fléchi sur le bras.	Durée de la maladie avant le traitement.
160°	15 jours.
135°	15 —
135°	3 mois.
130°	8 —
90°	22 —
133°	3 —

Nous pouvons donc conclure de ces données que plus la durée de la contracture est de date ancienne, plus la flexion est accentuée.

Le plus souvent le mouvement de flexion est libre, mais il peut arriver qu'il soit empêché. Dans ces cas, il y a une double contracture du triceps et du biceps. « L'avant-bras se trouve condamné à des mouvements très-restreints d'extension et de flexion. C'est une sorte d'ankylose musculaire..., moins les lésions qui conduisent à l'ankylose. »

Les mouvements de pronation et de supination s'effectuent presque toujours sans difficulté. Ils sont cependant quelquefois douloureux comme dans l'observation suivante, que nous devons à l'obligeance de M. Bruneau, interne à l'hôpital de Lourcine.

Obs. II. — Contracture des masséters. Syphilis de date inconnue. Contracture des deux biceps. Intensité plus grande de la contracture des masséters. Guérison de la contracture du biceps et amélioration de la contracture des masséters.

La nommée Louise M..., couturière, âgée de 23 ans, entre à l'hôpital de Lourcine, salle Saint-Ferdinand, n° 3.

Cette malade n'a jamais eu d'accidents hystériformes ou rhumatismaux. Elle a présenté, il y a huit mois, tous les symptômes d'une métro-péritonite avec douleurs abdominales vives et leucorrhée abondante. Après quatre mois de séjour a l'hôpital de Lourcine, elle sort pour rentrer deux jours après à l'hôpital Cochin. C'est là que cette malade a présenté les phénomènes secondaires d'une syphilis dont l'accident primitif n'aurait pas été reconnu d'abord. Roséole, plaques muqueuses de la gorge et de la langue, alopécie, telles furent les manifestations syphilitiques qui apparurent alors.

La malade quitte l'hôpital Cochin sans subir de traitement antisyphilitique, va passer un mois au Vésinet et rentre à l'hôpital de Lourcine.

On constate alors une vaginite intense avec écoulement de liquide séro-purulent, des plaques muqueuses légèrement ulcérées à la vulve ; il en existe aussi à la gorge et à la face interne des lèvres. Ganglions indolents dans l'aine et au cou. Traitement antisyphilitique.

La malade présente des phénomènes de contracture bizarres et dont il est difficile de trouver la cause. Cette contracture occupe les muscles élévateurs de la mâchoire inférieure et les muscles fléchisseurs de l'avant-bras sur le bras.

La gêne à la mâchoire inférieure existe depuis longtemps. Elle aurait eu pour point de départ l'apparition de la dernière molaire inférieure gauche, il y a neuf mois. Elle a persisté sans augmenter aucunemént jusqu'au 10 janvier. A cette époque, la contracture prend tout à coup des proportions telles que la malade peut à peine desserrer les dents. L'examen de la bouche permet de reconnaître la présence d'ulcérations en arrière de la dernière molaire des deux côtés. Au toucher, les deux masséters fortement contracturés donnent au doigt la sensation d'une corde tendue. La contracture a persisté une semaine à peu près avec cette intensité.

Aux membres supérieurs la contracture occupe les muscles fléchisseurs de l'avant-bras sur le bras et parmi eux plus particulièrement le biceps. Les muscles sont indolents à la palpation et à la pression. Les mouvements d'extension sont limités. Il est impossible d'arriver à l'extension complète sans déterminer une souffrance vive au niveau de l'articulation qui est intacte. On ne constate ni rougeur, ni gonflement. Les mouvements de pronation et de supination sont également douloureux bien qu'ils s'exécutent assez librement. Le biceps n'a guère l'apparence d'un muscle contracturé; toutefois un examen attentif permet de reconnaître que la partie la plus profonde du muscle est roide et tendue et que la contracture a aussi pour siége le muscle brachial antérieur. Ces accidents datent de deux mois et ne semblent guère vouloir se modifier. Au dire de la malade, la douleur est, au contraire, plus marquée qu'au début.

Le 24 février. La malade a une sensation douloureuse dans les muscles de la région postérieure de la jambe et une certaine roideur. Contracture légère qui ressemble à celle du bras.

Le 27. Amélioration considérable. Si l'état des masséters est le même, la contracture a totalement disparu au bras. La jambe droite qui avait présenté un peu de roideur est tout à fait libre. (Notons qu'au début des accidents il y a eu une roideur analogue de la jambe gauche.)

Depuis la disparition de la contracture, la malade ressent une faiblesse assez grande dans les deux bras. Elle quitte l'hôpital au commencement de mars avec une contracture légère des masséters.

La contracture des masséters, il est vrai, avait débuté avant que la syphilis se soit manifestée chez cette malade, mais elle redouble d'intensité quand la contracture apparaît dans le cours de la maladie constitutionnelle.

d. *Phénomènes généraux concomitants*. — Les phénomènes généraux que l'on peut constater en même temps que la contracture musculaire syphilitique ne sont pas déterminés par elle. Ils sont sous la dépendance de la maladie constitutionnelle beaucoup plus grave que la contracture elle-même. Outre les troubles nerveux qui peuvent se développer dans la forme névralgique de la syphilis, on a observé tous les symptômes d'une manifestation rhumatismale ou goutteuse, alors que les malades niaient tout antécédent rhumatismal chez eux et chez leurs parents. L'organisme semble, dans ces cas, « avoir à lutter contre une double influence syphilitique, rhumatismale ou goutteuse qui combine ses effets dans des proportions variables et attaque simultanément les muscles, les nerfs et les jointures. » C'est là ce que M. Mauriac a noté dans l'observation suivante que nous résumons.

Obs. III. — Syphilis à forme névropathique. Arthropathie des gros orteils. Affection syphilitique du biceps gauche. Syphilide papulo-crustacée discrète.

D... (Louis), agé de 45 ans, entre le 5 janvier 1870 à l'hôpital du Midi, porteur d'adénopathies spécifiques multiples et d'une roséole érythémateuse qui disparut vite.

Cet homme n'a eu qu'une variole confluente à l'âge de 23 ans et depuis il s'est toujours bien porté. En novembre 1869, il contracte un chancre, et le 25 janvier il est pris de douleurs vives dans les bras et l'épaule du côté droit, sans roideur dans les mouvements, et sans gonflement au niveau des articulations. Dix jours après, il survint dans les jambes et principalement dans la partie moyenne des cuisses et dans le mollet, des douleurs crampoïdes, puis il se produisit de la tuméfaction au niveau des gros orteils, sans rougeur et sans œdème, comme si le périoste ou les éléments fibreux eussent été seuls intéressés. Pas d'antécédents goutteux dans la famille. Les douleurs musculaires et articulaires persistèrent avec beaucoup de violence pendant 8 ou 10 jours. Il y eut du mieux, puis les douleurs reparurent avec une poussée discrète de papules plates caractéristiques.

Le 3 mars, on constate du côté gauche l'affection syphilitique du biceps, caractérisée par l'impossibilité d'étendre complétement l'avantbras sur le bras, sans provoquer une très-vive douleur. Il n'y a du reste aucune lésion du coude. Le gros orteil droit est le siége d'une tuméfaction notable et douloureuse, avec gonflement des têtes osseuses, mais sans empâtement périphérique. Cet état persista quelques jours.

Le 5 avril, il existait encore des douleurs très-vives dans tout le membre supérieur droit. Il avait de l'insomnie, des vomissements, des vertiges.

En mai, douleurs irradiantes dans les deux bras. Maigreur considérable allant presque jusqu'à l'atrophie musculaire ; syphilide crustacée en voie de guérison.

En juin, la santé du malade s'améliore un peu et il sort de l'hôpital.

ÉTIOLOGIE.

Il n'y a et ne peut y avoir ici, comme cause des phénomènes observés, qu'un seul élément nécessaire, indispensable : cet élément, c'est l'état syphilitique du sujet. Il est constant et nous le retrouvons dans toutes nos observations. La contracture musculaire fait partie du cortége symptomatique de la maladie constitutionnelle, et les auteurs l'ont signalée dans deux dernières périodes de la syphilis.

Ricord la confondait avec la rétraction musculaire consécutive à la myosite gommeuse. Aussi considère·

t-il cette manifestation syphilitique comme un symptôme d'ordre toujours tertiaire.

Aujourd'hui nous devons croire d'après la connaissance des faits observés que la contracture se montre le plus souvent pendant la période secondaire ou qu'elle suit immédiatement les accidents qui caractérisent cette période. M. Notta la rangerait « volontiers à côté du testicule syphilitique qui, comme on le sait, peut apparaître très-tardivement, et, d'autres fois, se manifester pendant le cours des accidents secondaires. »

M. Mauriac est beaucoup plus affirmatif. Il n'hésite pas à regarder la contracture musculaire comme une des manifestations de la période secondaire. Huit fois, il a pu déterminer exactement l'époque à laquelle remontait la maladie constitutionnelle, et la date moyenne de l'apparition de la contracture après les accidents primitifs serait pour lui de six à sept mois. Deux fois nous l'avons vue survenir du quatrième au cinquième mois de la syphilis.

La gravité de la maladie constitutionnelle semble n'entrer pour rien dans la production de la contracture musculaire. Si parfois on la rencontre dans des cas de syphilis se compliquant d'ulcères comme dans les observations de Ph. Boyer, de M. Notta, d'exostoses et de périostoses comme dans les observations de MM. Ricord et de Notta, on la voit encore plus souvent apparaître dans la syphilis légère ou d'une intensité moyenne. « Dans mes neuf observations, dit M. Mauriac, la syphilis était ulcéreuse et grave, 1 fois ; légère et très-ordinaire, 5 fois ; moyenne comme force, 3 fois. » Les accidents que nous avons nous-même observés chez nos malades ont été très-bénins. Tout s'est borné à l'apparition de quelques plaques muqueuses qui ont été rapidement guéries et ces hommes vigoureux ont parfaitement résisté aux coups de la syphilis.

L'intensité de la maladie constitutionnelle ne paraît donc pas jouer un rôle étiologique bien considérable ; il n'en est pas de même de la forme de la syphilis. M. Mauriac a observé beaucoup plus souvent la contracture musculaire dans cette forme de la syphilis qu'il a appelée « névropathique », à cause précisément de la multiplicité des déterminations qui se font sur le système nerveux périphérique. » Sur neuf cas, six pourraient être rapportés à cette forme. On ne l'a jamais constatée dans les affections syphilitiques viscérales ni dans la syphilis du système nerveux central.

En dehors de l'origine constitutionnelle de l'affection, il est bien difficile de trouver une cause qui vienne jouer ici le rôle d'aiguillon et déterminer l'apparition de la contracture musculaire. Les causes physiologiques ordinaires ne paraissent pas devoir intervenir. Nous n'avons aucune notion réellement certaine de l'influence de l'âge et du sexe. L'âge adulte semble particulièrement atteint, ce qui se comprend facilement ; mais, s'il est vrai que, dans notre collection de faits, le sexe masculin occupe la première place par ordre de fréquence, nous doutons que ces résultats soient absolus. Il faudrait, pour trancher la question, une statistique suffisante et irréprochable. Elle n'existe pas.

Nous devons encore nous demander si le froid, l'action des milieux humides, la suractivité fonctionnelle du muscle ne peuvent pas intervenir comme causes accessoires pour amener la contracture musculaire dans le cours de la syphilis.

Leur influence n'est pas bien démontrée. Sans doute elle n'est pas nécessaire et la contracture peut survenir sans elle, mais enfin M. Notta qui a observé avec tant de soin ne paraît pas se refuser à l'admettre. Trois fois il a pu constater la coïncidence de la contracture avec un refroidissement antérieur. Un premier malade « voit ses doigts se fléchir à l'hôpital, mais il avait souffert antérieurement après un séjour prolongé dans une prison humide. » Des deux autres malades, « l'un couchait dans un magasin humide ; » l'autre, « par sa profession de blanchisseuse, avait les doigts fréquemment plongés dans l'eau. »

Enfin une observation du même auteur consignée dans les « Leçons sur les myopathies syphilitiques » de M. Mauriac, tendrait encore à faire regarder l'humidité, le refroidissement comme cause favorable au développement de l'affection.

Obs. IV. — Syphilis. Affection syphilitique du biceps. Douleurs à la saignée, dans l'épaule droite. Intégrité de l'articulation du coude. Ulcérations du front, etc. (Résumé.)

Il s'agit d'une femme de 32 ans dont la syphilis remonte à une date inconnue. Après deux mois d'habitation dans une maison très-humide elle a commencé à ressentir une douleur dans l'épaule droite. Elle remarqua en même temps qu'elle ne pouvait étendre l'avant-bras du même côté aussi complétement que le gauche.

Au bout d'un mois elle éprouva de la douleur dans la saignée du bras ; la flexion de l'avant-bras augmenta, des douleurs ostéocopes survinrent.

La malade entra à l'hôpital de Lisieux le 14 novembre 1856. La constitution était détériorée et les douleurs lui causaient de l'insomnie.

L'avant-bras droit ne pouvait plus être étendu sur le bras au delà d'un angle obtus de 133°. Si l'on veut aller au delà, on est empêché par le biceps, qui est évidemment raccourci, et qui, se trouvant tendu, laisse saillir son tendon sous le tégument. Le biceps est souple, bien contractile, sans altération appréciable.

La pression détermine de la douleur sur le tendon du biceps au niveau du pli du coude et sur les parties latérales de l'articulation. Le muscle est indolent, l'articulation du coude parfaitement saine, les mouvements libres.

Tumeur gommeuse sur le sommet de la tête, deux ulcérations syphilitiques sur le front. Alopécie.

Traitement : 1 cuillerée de liqueur de Van Swieten et 1 gr. d'iodure de potassium,

Le 24 novembre. Amélioration. La malade étend mieux le bras et, le 29, elle sort très-soulagée. Elle dort bien et son bras peut s'étendre jusqu'à 160°.

A l'appui de ces observations, ajoutons que M. Vaffier qui a observé sur les côtes humides de la Chine et du Japon a vu deux fois la contracture bicipitale coïncider avec le rhumatisme syphilitique sans que l'articulation du coude fût atteinte. Il se demande si les conditions atmosphériques au milieu desquelles il a observé ne doivent point entrer en ligne de compte. Il n'est pas éloigné de penser que l'humidité et un climat froid puissent en être la cause déterminante.

Nous avons cru devoir signaler ces faits, afin que plus tard, s'ils deviennent plus nombreux, on puisse trouver les relations de cause à effet et voir s'il n'y a là qu'une simple coïncidence.

M. Notta semble vouloir admettre l'influence de la suractivité fonctionnelle du muscle. Il croit que l'affection attaque de préférence les muscles qui travaillent davantage. Si les fléchisseurs sont plus souvent atteints,

« est-ce parce qu'ils déploient une énergie de contraction plus fréquente et bien supérieure à celle des exten-
seurs ; ou bien est-ce parce que l'antagonisme des ex-
tenseurs n'est pas assez puissant pour s'opposer à leur
raccourcissement?... Quoi qu'il en soit, on est en droit
de penser qu'il y a là, pour ces derniers, une cause pré-
disposante de rétraction. »(Loc. cit.)

Ici encore, il nous manque une statistique bien établie pour émettre une opinion. Les faits rapportés ne
sont pas assez nets pour pouvoir nous servir. Les observations des autres auteurs ne nous apprennent rien sur
ce point. Nous-même nous avons observé la contracture
musculaire chez des hommes qui n'étaient point fatigués;
chez l'un d'eux qui était droitier, c'est le bras gauche
qui a été atteint.

CONSIDÉRATIONS PATHOGÉNIQUES.

Pour connaître rigoureusement et scientifiquement
la manifestation syphilitique dont nous nous occupons,
nous avons déjà dit qu'il nous manquait les ressources
de l'anatomie pathologique.

On a essayé de se rendre compte des altérations pa-
thologiques du muscle en interrogeant sa contractilité.
Pour cela, deux procédés ont été mis en usage : 1° le
pincement brusque; 2° l'électricité.

Par le pincement brusque, on a noté « une diminu-
tion de l'énergie contractile, puis l'émoussement de la
sensibilité musculaire. »

On a fait passer un courant galvanique à travers le
muscle malade et on a dit qu'il y avait :

« 1° Affaiblissement ou paralysie du pouvoir excito-moteur ;

« 2° Affaiblissement ou paralysie de l'élément sensitif du muscle. »

Toutefois, après quelques séances, l'excitabilité et la sensibilité électro-musculaires deviendraient de plus en plus grandes pour se rapprocher de l'état normal.

Après cela, M. Mauriac, à qui nous devons ces expériences, se croit autorisé à placer « le siége principal de l'affection dans le muscle. » Pour lui, il n'est pas douteux que « par le fait de l'influence syphilitique, le muscle se trouve dans un état particulier de contracture. « L'auteur des leçons sur les myopathies syphilitiques n'assigne qu'un rôle passif au tendon, tout en admettant son raccourcissement. « Ce n'est pas lui qui par sa rétraction est la cause de la flexion forcée », comme le voulait M. Notta. « Cette cause, elle réside en réalité dans le muscle lui-même, » et encore, « dans les muscles syphilitiquement contracturés, tous les faisceaux ne sont pas également atteints. »

Peut-on savoir quelle est l'action de la syphilis sur le muscle ? comment elle arrive à le contracturer ?

Parmi toutes les hypothèses que l'on peut faire pour expliquer la contracture musculaire syphilitique, M. Mauriac a cru devoir s'arrêter à la suivante : Il doit « se produire au sein du muscle quelques lésions à évolution lente insidieuse qui, sans ressembler aux éruptions cutanées, aux hyperémies viscérales..., ne sont pas sans analogie avec elle. » Ces lésions, il les rapporte « à un mode hyperémique ou subinflammatoire. »

Pour M. le professeur Gosselin (Leçon clinique faite

à l'hôpital de la Charité) : « Il est possible qu'il y ait là-dessous un certain degré de ces périostites superficielles que M. Ricord a appelées douleurs rhumatoïdes. Mais la lésion n'est pas appréciable physiquement. » Cette hypothèse aurait, sur la précédente, l'avantage de nous rendre compte de la douleur vive que la pression fait naître au niveau de l'insertion osseuse du tendon, mais elle n'explique pas suffisamment les douleurs qui se font sentir dans tous les cas sur le trajet des fibres tendineuses. Nous sommes frappé de l'indolence qui existe à la surface du muscle au début de l'affection ; et nous ne voyons pas comment la concilier avec l'état maladif des fibres musculaires. Volontiers nous inclinerions à penser que le tendon est plus malade que le muscle, bien que le raccourcissement ait lieu aux dépens de ce dernier.

L'insuffisance de ces explications a amené M. Fournier aux conclusions suivantes : « Faut-il rapporter le trouble en question à une myosalgie simple ? Non, car, d'une part, la myosalgie vraie comporte une douleur bien plus vive à la pression, et, d'autre part, si intense qu'elle puisse être, elle permet toujours aux mouvements de s'exécuter, alors que le malade consent à dominer sa souffrance. D'ailleurs, indépendamment de la douleur, il est ici de toute évidence un phénomène spécial, l'impossibilité de l'extension que n'expliquerait pas une myosalgie. Pourrait-on croire à une myosite ? Le peu d'intensité de la douleur à la pression, l'absence de dureté, de noyau circonscrit, etc., sont peu favorables à cette hypothèse, laquelle cependant, je l'avoue, ne saurait être exclue que sur les données négatives de l'examen histologique. S'agit-il enfin d'une névrite ? Nous serions admis à le supposer par voie d'analogie pathologique, mais la démonstration de cette névrite nous fait absolument défaut. Somme toute, nous voyons un effet dont la cause nous échappe... Résignons-nous... à qualifier cet accident du nom de contracture sans nous aventurer à en déterminer l'origine d'une façon plus précise.

« Peu importe, au reste, l'interprétation. L'essentie, pour nous, c'est le fait clinique. » (Fournier. Leçons sur la syphilis. Paris, 1873.)

MARCHE.

Il semblerait que la marche de la contracture musculaire dans la syphilis dût toujours être uniforme. Il n'en est rien cependant. Nous allons essayer de montrer ses différentes allures dans le cours régulier d'une syphilis ordinaire, et dans la forme névralgique de la maladie constitutionnelle.

1° *Contracture musculaire survenant dans la syphilis en dehors de la forme névralgique.*

Nous avons vu que le mouvement d'extension ne pouvait s'effectuer complètement, que toujours l'avant-bras était fléchi sur le bras suivant un angle plus ou moins obtus, une fois la contracture bien établie. Elle n'arrive pas du premier coup au plus haut degré qu'elle peut atteindre. Au début, le trouble fonctionnel est si léger, on a si peu « besoin d'obtenir dans l'exercice pratique ou les mouvements anatomiques de l'avant-bras sur le bras, l'extension complète », qu'il arrive parfois que le syphilitique découvre son mal par hasard. Il a voulu étendre complétement l'avant-bras sur le bras et il a constaté l'impossibilité de ce mouvement et de la douleur « à la saignée ». Il peut encore croire jusqu'ici que cette difficulté de l'extension complète provient d'une douleur passagère ou d'une mauvaise position prise pendant le sommeil, comme cela est arrivé à un de nos malades.

Mais ordinairement la maladie ne s'arrête pas là. « Elle progresse graduellement, insensiblement, presque à l'insu du malade ». La flexion de l'avant-bras très-peu marquée au début ne fait que s'accentuer, et cela d'une manière lente et insidieuse pour arriver à un degré plus ou moins avancé suivant les cas. Le tableau de M. Notta, sur les angles de flexion, semblerait prouver que la contracture t oujours de la tendance à progresser, que sa marche assez rapide d'abord devient bientôt chronique. Nous citerons quelques exemples qui feront mieux comprendre le développement de l'affection que tout ce que nous pourrions dire.

Obs. V. — (Personnelle.) Syphilis légère. Contracture du biceps. Varioloïde intercurrente.

Le 10 avril 1878 entre à l'Hôtel-Dieu Saint-Eloi, dans le service de M. le professeur agrégé Rouslan, le nommé Pannier Albert, âgé de 21 ans.

Ce jeune homme est soldat au 2e régiment du génie depuis le mois de décembre dérnier. Interrogé sur ses antécédents, il déclare qu'il n'a jamais eu ni rhumatisme, ni douleurs dans les membres, qu'il a toujours joui d'une santé parfaite. Cependant 6 mois avant son entrée au régiment il a été soigné pour une maladie vénérienne dont il ne se rappelle pas le nom ; mais à ses réponses, il est difficile de croire à autre chose qu'à une blennorrhagie. Il en décrit tous les symptômes : écoulement jaune verdâtre, douleurs pendant la miction, etc., rien n'y manque.

Toutefois un chancre aurait pu exister en même temps que la blennorrhagie et rester inaperçu. Nous multiplions nos interrogations et le malade affirme n'avoir jamais eu ni boutons ni excoriations à la verge, ni démangeaisons ni douleurs à l'anus. Il n'a pas eu mal à la gorge et on n'a pas observé de taches sur la peau.

Bref, il a parfaitement guéri de sa maladie et n'a jamais été traité par le mercure.

Lorsqu'il se présente à l'hôpital Saint-Eloi, ce jeune homme est dans l'état suivant : l'embonpoint est conservé, il n'y a pas de croûtes dans les cheveux ; à la partie postérieure du cou, le doigt peut sentir de petits ganglions, mais peu développés ; sur les joues on voit quelques traces de psoriasis, les bras et les jambes ne présentent rien de particulier. Il a des deux cotés des ganglions dans l'aine, et le malade est porteur d'un phimosis accidentel qui a été déterminé par une balanoposthite.

On ne peut ramener le prépuce en arrière du gland pour se rendre compte de ce qui existe sous cette enveloppe.

Le malade a eu des rapports sexuels du 10 au 15 février, et il est entré à l'infirmerie du régiment pour sa balano-posthite au commencement d'avril.

Fait-on ouvrir la bouche du malade, il est facile de constater de petites érosions de formes un peu différentes suivant le point de la cavité buccale qu'elles occupent. Sur la lèvre inférieure et au niveau de la commissure gauche des lèvres, elles sont fissurales et allongées. Sur le voile du palais et l'amygdale droite, l'ulcération est plus étendue, presque ronde et légèrement blanchâtre.

La marge de l'anus est aussi le siége de vives démangeaisons. On examine et on y voit des plaques muqueuses évidentes.

Les caractères des lésions constatées dans la bouche et autour de l'anus ne laissent plus de doute sur l'existence d'une syphilis arrivée à la période secondaire.

Le traitement est institué : on ordonne une alimentation soignée pour préparer le malade à supporter plus facilement la médication mercurielle. Deux pilules de Dupuytren et un gargarisme avec chlorate de potasse. 4 gram. pour la bouche et la gorge.

Les plaques muqueuses de l'anus seront lavées avec la liqueur de Labarraque et saupoudrées avec :

Poudre de calomel ⎫
Poudre d'amidon   ⎰ aa   P. E.

Le 12 avril. Même traitement qu'hier. On emploie de plus les lotions avec la liqueur de Labarraque contre la balano-posthite. On soupçonne l'existence d'un chancre qui ne peut pas être aperçu dans cette circonstance ; les plaques muqueuses de la bouche sont touchées avec le nitrate acide de mercure.

Le 26. La bouche est totalement guérie, la balano-posthite et les plaques muqueuses de l'anus persistent seules.

Le 3 mai. Le prépuce a pu être ramené derrière le gland et aucun chancre n'a été observé. On cesse les bains locaux de mauve et on les remplace par des bains d'eau blanche. On juge à propos de commencer le traitement mercuriel et on ordonne deux pilules de Dupuytren.

Le 10 mai. On examine la bouche, il n'y a pas de plaques muqueuses, mais autour des dents les gencives paraissent fongueuses ; elles saignent facilement. On les touche avec de l'acide chlorhydrique en solution au 1/5.

Le 15. Le 12, on a pratiqué une seconde fois l'attouchement des gencives avec de l'acide chromique.

Aujourd'hui elles sont beaucoup mieux. Cependant le malade se plaint de souffrir de la bouche. On peut voir en effet que les piliers du voile du palais sont très-rouges et qu'il existe une plaque muqueuse sur l'amygdale droite ; on la touche plusieurs fois avec le nitrate acide de mercure, et, sous l'influence de cet agent puissant, elle disparaît comme la gingivite sous l'action de l'acide chromique.

Le 27. Tout jusque-là s'était passé comme dans les cas ordinaires de syphilis, lorsque le 27 au matin, le malade se plaint de ne pas pouvoir étendre complétement le bras gauche. Nous lui demandons ce qui s'est passé. Il raconte que depuis quelques jours son bras est dans cet état. Il a d'abord cru que le phénomène observé était dû à une mauvaise position prise pendant son sommeil, car c'est en se réveillant et en se tirant les bras, le matin, qu'il s'est aperçu du fait. Il n'en a pas fait part plus tôt parce qu'il ne voyait rien extérieurement qui pût lui rendre compte de cet état de choses. « Je croyais, dit-il, que tout disparaîtrait bientôt. C'est seulement lorsque j'ai vu cet état persister et même devenir de plus en plus menaçant que je me sui décidé à vous le déclarer.

On interroge minutieusement ; on veut savoir s'il ne serait pas possible d'attribuer cette difficulté d'étendre l'avant-bras sur le bras à de la fatigue, à des douleurs rhumatismales. A nos questions, le malade répond qu'il s'est préparé à rentrer au régiment par le repos, et que depuis son arrivée au 2° génie, il n'a jamais fait de services pénibles. Il nie tout antécédent héréditaire ; son père et sa mère n'ont jamais été malades : ses frères et ses sœurs sont très-vigoureux. Il ne connaît pas d'accidents rhumatismaux dans sa famille.

On procède à l'examen du coude gauche. La peau a conservé son aspect ordinaire. On dirait que le tendon du biceps fait saillie. A la palpation la main sent très-bien que le tendon est dur et tendu comme une corde. La pression n'est pas bien pénible à supporter. La douleur augmente cependant lorsqu'on se rapproche de l'insertion radiale du tendon, pour diminuer à mesure qu'on remonte vers la partie charnue qui a conservé sa contractilité et sa consistance habituelles. C'est seulement lorsqu'on essaie d'étendre l'avant-bras sur le bras, que la douleur est plus vive au niveau du point d'attache du tendon du biceps sur le radius. La flexion se fait sans souffrance comme à l'état normal.

On remarque que le volume des ganglions sus-épitrochléens et sous-cutanés a augmenté. Rien dans l'articulation.

Le 29. La douleur est plus accentuée pendant l'extension de l'avant-bras sur le bras et toujours à l'insertion radiale du biceps.

Le malade continue son traitement mercuriel et on lui prescrit des frictions avec le baume Tranquille.

Le 31. Même état : on constate de plus, la présence d'un peu de liquide dans la bourse séreuse qui existe entre le tendon du muscle triceps et la portion de l'olécrâne à laquelle il est contigu.

On sent une légère fluctuation. Rien d'anormal dans la coloration de la peau. Absence de douleur sur le trajet du tendon et dans la partie charnue du triceps.

L'articulation du coude est saine. Le mouvement de flexion est un peu limité.

Le 3 juin. La flexion de l'avant-bras sur le bras est devenue plus considérable. Le tendon du biceps est très-tendu; il est toujours et surtout douloureux au niveau de son insertion radiale dans l'extension forcée, au même point et sur son bord interne lorsqu'on exerce une pression méthodique, comme le premier jour où nous avons constaté le phénomène de la flexion. Cependant il ne présente aucune nodosité, aucune induration. Le corps charnu du muscle est souple, très-contractile et indolent à la pression.

Je mesure comparativement les deux bras avec un ruban, et pour ce faire, j'ai soin d'imprimer à l'avant-bras sain le même degré de flexion qu'a celui du bras malade. Même grosseur aux deux bras au niveau des articulations. Même dimension à la même hauteur dans la partie charnue des deux muscles biceps.

La sensibilité est intacte dans le bras contracturé ; lorsqu'on le pince, ou qu'on le pique avec une épingle, elle paraît aussi normale que dans le bras qui n'est pas atteint.

Le thermomètre placé successivement dans les deux aisselles n'indique pas de différence de température.

Traitement. — Le malade doit continuer les pilules de Dupuytren. Il prendra de plus 1 gramme d'iodure de potassium à augmenter de 0,25 centigr. tous les deux jours jusqu'à 4 gram.

Le 5. Céphalalgie violente dans l'après-midi du 3 juin ; douleurs atroces dans la région lombaire.

On constate de la fièvre et une rougeur très-vive du visage. Comme alors les cas de variole étaient assez fréquents à l'hôpital, on crut aux prodromes d'une fièvre éruptive et le malade fut envoyé au quartier des varioleux

Le 6. Je le trouve à peu près sans fièvre ; la douleur des reins a beaucoup diminué, la face est toujours bien rouge. On lui laisse ses pilules de Dupuytren et son iodure, et on lui donne des tisanes chaudes.

Le 7. Quelques rares boutons de varioloïde ont apparu sur la face et sur le cou. Persistance de la contracture du biceps. Le liquide observé dans la bourse séreuse du triceps a disparu. De plus le malade se plaint de souffrir de la partie postérieure et externe de l'articulation du genou et dans la région postérieure et externe de la cuisse. En exerçant une pression méthodique dans cette région, je détermine une douleur plus vive sur le trajet du tendon du biceps fémoral. L'extension de la jambe sur la cuisse ne se fait pas complétement ; lorsqu'on veut y arriver on provoque une vive souffrance au point d'insertion du tendon sur la tête du péroné et sur la tubérosité externe du tibia. Aspect normal de la peau. Rien dans l'articulation du genou.

Les jours suivants la légère varioloïde dont est atteint notre malade poursuit son cours ; la contracture musculaire reste stationnaire jusqu'au 14 juin.

Le 17 on constate une amélioration sensible, et le 26, quand le malade revient à la salle Saint-Victor, l'extension s'accroît de plus en plus, mais presque insensiblement ; on n'observe plus qu'une légère douleur dans les mouvements brusques d'extension, au niveau de l'insertion radiale.

Gingivite traitée par l'acide chromique.

Le malade est encore resté quelque temps à l'hôpital pour achever son traitement antisyphilitique. La contracture musculaire n'a plus reparu. On a noté de la céphalée frontale avec irradiation des douleurs vers les yeux.

Obs. VI. — Recueillie dans le service de M. le Dr Roustan. (Syphilis datant de 5 mois. Plaques muqueuses. Alopécie. Arthropathie des genoux. Contracture du biceps.)

Le 2 mai 1877 entre à l'Hôtel-Dieu Saint-Eloi, salle des payants, le nommé Bougny (Adrien), âgé de 29 ans.

Il raconte qu'il y a trois mois et demi, les deux genoux ont été très-douloureux. Le genou droit a seul présenté du gonflement, mais sans rougeur. Quinze jours plus tard, le malade souffrait au pli du coude droit et ne pouvait étendre complétement son bras. A partir de ce moment la flexion a augmenté insensiblement tous les jours, presqu'à l'insu du malade et maintenant l'avant-bras forme avec le bras un angle assez accentué. Quand le membre est immobile, le malade ne ressent pas de douleur ; les mouvements de l'avant-bras sur le bras autres que ceux d'extension sont tout à fait libres ; mais si on essaie de vouloir arriver à l'extension complète de l'avant-bras sur le bras, la souffrance devient très-vive au niveau du pli du coude. Il n'y a jamais eu ni gonflement, ni rougeur dans la région.

On procède à l'examen du bras. A l'inspection des parties constituantes, on voit que la peau a conservé son aspect anormal. Le tendon du biceps fait saillie.

La palpation nous fait constater qu'il n'existe pas de chaleur insolite dans la région du coude, mais que le tendon du biceps forme sous la peau une corde dure et tendue, que le muscle affecte un état piriforme. On détermine de la douleur à la pression sur le trajet du tendon ; mais la partie charnue du muscle paraît indolente.

Nous n'avions point affaire ici à une contracture symptomatique d'une lésion articulaire ; nous ne trouvions ni la chaleur, ni la tuméfaction que l'on rencontre dans l'arthrite et les mouvements de l'avant-bras sur le bras s'exécutaient sans douleur, sauf le mouvement d'extension. L'articulation est intacte.

Nous interrogeons le malade au point de vue de ses antécédents. Cet homme est cultivateur ; il nous affirme qu'il n'a pas travaillé à genou, qu'il ne s'était pas plus fatigué que de coutume quand la contracture s'est montrée au bras. Il n'a jamais eu de rhumatisme ; c'est la première fois qu'il est malade. Il nie l'existence antérieure de blennorrhagie, de chancres, mais il a souvent eu mal à la gorge et il perd ses cheveux depuis assez longtemps. Quelques ganglions inguinaux sont gonflés et indolents. En commandant au malade d'ouvrir la bouche, on découvre facilement des ulcérations irrégulières, blanchâtres, à bords rouges sur le voile du palais, sur le pharynx, sur l'amygdale droite ; ce sont des plaques muqueuses. On soupçonne la nature syphilitique des accidents que l'on a sous les yeux et l'on donne un traitement antisyphilitique : une cuillerée de sirop de Boutigny.

15 mai. Les plaques muqueuses cautérisées à plusieurs reprises sont en bonne voie de guérison. La contracture du biceps s'est améliorée et les genoux sont beaucoup moins douloureux.

25 mai. Les plaques muqueuses ont disparu. On donne avec le sirop de Boutigny 1 gramme d'iodure de potassium, et l'on porte bientôt la dose jusqu'à 2 et 3 grammes.

1er juin. On voit deux plaques muqueuses sur le voile du palais ; la contracture du biceps presque insignifiante alors diminue peu à peu pour disparaître totalement vers le 10 juin.

Le malade sort guéri le 19 juin.

2° *Contracture musculaire dans la forme névralgique de la syphilis.*

Nous venons de voir ce qui se passe dans la syphilis, en dehors de la forme névralgique de l'affection ; mais dans cette dernière forme où la contracture n'apparaît que comme épiphénomène, on n'observe plus cette allure régulière et franche. La contracture ne s'accentue plus peu à peu, d'une manière lente et presque insensible pour rester plus ou moins longtemps stationnaire, diminuer ensuite par degré et enfin disparaître ;

elle suit, au contraire, une marche très-capricieuse
« présentant des aggravations ou des rémittences un peu
semblables aux alternatives qu'on observe dans les contractures purement nerveuses et qui n'ont aucune teinte
de spécificité (Loc. cit.) ». On pourra lire avec intérêt un
exemple très-curieux que nous trouvons dans les leçons
de M. Mauriac.

Obs. VII. — Affection syphilitique du biceps gauche survenue au 4e
mois d'une syphilis légère. Douleurs à la partie inférieure du triceps.
Névralgie faciale droite. Douleurs dans les masses musculaires du
membre inférieur gauche, avec irradiation le long des nerfs. Affection syphilitique du biceps droit. Guérison au bout de 50 jours. (Résumé.)

Un jeune homme de 16 ans, jouissant d'une excellente santé, sans
antécédent morbide, a vu survenir, 12 jours après son dernier rapprochement, des chancres infectants et un phimosis. Roséole érythémateuse,
plaques muqueuses de la bouche et de l'anus.

28 juin. (Quatrième mois du chancre.) Roséole papuleuse discrète;
taches érythémateuses. Nouvelle éruption de plaques muqueuses à la bouche et à l'anus. Le malade a été pris tout à coup d'une douleur occupant le tiers inférieur du bras gauche; son maximum d'intensité occu-
pait le bord interne du tendon du biceps, au point d'insertion des fibres
musculaires. De là elle s'irradiait jusqu'à l'extrémité supérieure du
muscle. Bientôt impossibilité d'étendre complétement l'avant-bras sur
le bras. Quand on essayait d'obtenir par force l'extension complète,
les souffrances devenaient intolérables. Pourtant aucune lésion dans le
corps ni dans les extrémités du muscle biceps qui ne paraissait point en
contracture, du moins dans l'ensemble de ses fibres. Douleur aussi
dans le tiers inférieur du muscle biceps brachial. Rien dans l'articulation et dans les parties adjacentes. Pesanteur dans tout le membre
supérieur gauche, sans aucune modification cutanée. Névralgie faciale
droite.

Douleurs très-vives dans les masses musculaires de la cuisse gauche,
dans les muscles du mollet. Point de modification matérielle appréciable dans ces parties.

Le côté droit fut atteint à son tour, mais avec moins d'intensité. L'extension complète devint impossible dans le coude droit, sans qu'il existât de contracture apparente dans le biceps, ni d'aucun autre muscle du bras. Des douleurs musculaires ou névralgiformes se produisirent aussi dans la plante du pied droit.

Guérison obtenue en 50 jours par le traitement mixte.

Les accidents nerveux sont encore plus marqués dans l'observation suivante, que nous empruntons au même auteur.

Obs. VIII. — Affection syphilitique éphémère du biceps gauche survenue comme épiphénomène, au 12e mois d'une syphilis légère, en même temps qu'une attaque de névralgie brachiale du même côté occupant surtout le nerf circonflexe. Marche intermittente. Guérison au bout de 10 jours. (Résumé.)

M. X..., avocat âgé de 29 ans, contracta, le 25 juin 1871, un chancre infectant qui fut suivi d'accidents consécutifs, légers et superficiels. Je le traitai dès le début de sa syphilis par des préparations hydrargyriques; plus tard, il prit aussi un peu d'iodure de potassium.

Ce malade n'avait eu aucune poussée depuis le mois de janvier 1872, et il avait cessé tout traitement depuis le mois de février, lorsque le 3 juillet de la même année (douzième mois de la syphilis), il fut pris sans aucune cause, et tout à coup, étant à sa table de travail et écrivant, d'une lourdeur très-grande et d'une sorte de commotion douloureuse dans le membre supérieur gauche. Cette attaque, toute locale et qui n'avait point son origine dans le cerveau, rendit les mouvements difficiles ; il lui était impossible de lever le bras et de l'écarter du tronc. Deux ou trois jours auparavant, il était survenu une douleur dans la jambe droite, mais elle avait disparu rapidement.

Le 7, le 8 et le 9, les mêmes phénomènes persistèrent. Il n'existait aucune lésion apparente dans les articulations du membre malade. Des douleurs irradiantes, paroxystiques, plus vives la nuit que le jour, le parcouraient dans toute son étendue. Pendant les crises, qui étaient surtout nocturnes, il était parfois difficile et même impossible d'étendre et de fléchir complètement l'avant-bras sur le bras.

Le quatrième jour, les phénomènes s'atténuèrent. Le 10, j'examinai toutes les articulations avec le plus grand soin, sans y rien découvrir d'anormal. Le biceps n'était pas en état de contracture ni les autres muscles non plus. Il semblait, au contraire, par moments, que tout le bras était paralysé. Le malade ne pouvait pas l'écarter du tronc. Sensibilité cutanée intacte. La main serrait avec force. Les douleurs irradiantes se propageaient depuis l'épaule jusqu'à l'extrémité des doigts. Il n'existait aucune manifestation syphilitique.

Traitement mixte. L'amélioration fut rapide ; au bout de quatre ou cinq jours, le malade put se servir de son bras ; au bout de dix jours, il était guéri.

Le fonctionnement du cerveau a toujours été intact. Le malade ne s'était pas refroidi. Il n'a jamais eu aucune manifestation rhumatismale et il n'est pas de race arthritique.

C'est encore dans cette forme névralgique que l'on a pu noter «une certaine intermittence dans l'état de contracture spéciale du biceps » en même temps que les douleurs devenaient moins vives. Nous avons des exemples qui viennent à l'appui de cette assertion.

Obs. IX.—(Mauriac). Affection syphilitique du biceps gauche, survenue au 15e mois d'une syphilis légère. Même affection au bras droit et au creux du jarret gauche. Lenteur du processus : 3 mois de durée. Guérisons intermittentes. (Résumé.)

Il s'agit d'un malade, âgé de 16 ans, qui a contracté un chancre à la fin de février 1872. Il eut alors une balano-posthite avec phimosis accompagnée d'une pléiade ganglionnaire dans les deux aines.

Six semaines après, éruption cutanée superficielle traitée par les pilules de protoiodure. Plus tard, accidents consécutifs légers.

6 mai 1873 (quinzième mois de la syphilis). Il avait une roséole érythémateuse confluente et des plaques muqueuses buccales. Quelques jours après, l'extension complète devint impossible et douloureuse du côté gauche, puis le côté droit fut très-légèrement atteint, ainsi que le creux poplité gauche. Le traitement mercuriel ne parut pas avoir grande action sur cet état pour l'arrêter ou le modérer.

12 juin. L'avant-bras gauche était en demi-flexion sur le bras. Le tendon du biceps formait une corde dure et rigide au-dessous de la peau. Le corps du muscle, surtout dans sa moitié inférieure, était un peu plus dur et plus épais que celui du côté opposé. Articulation saine.

Une pression très-vive dans le pli du coude, au-dessus de la bourse synoviale du tendon bicipital, ne causait pas de douleur. Seuls les mouvements d'extension et de flexion forcées étaient douloureux. On pouvait pétrir, malaxer les muscles du bras et de l'avant-bras sans provoquer aucune souffrance. Pas de douleurs spontanées, fixes ou irradiantes et névralgiformes.

Le mouvement d'extension complète dans le pli du coude et dans le creux du jarret gauche fait souffrir le malade.

Deux mois après le début de l'affection bicipitale, pas de changement notable. Santé générale très-bonne.

Le 16. Impossibilité de fléchir complétement l'avant-bras droit sur le bras. Douleur à la pression sur le côté externe du tendon du biceps. Articulation intacte.

Le 26. Flexion complète impossible dans les deux membres supérieurs. L'extension se faisait mieux à gauche.

25 août. Guérison.

On a observé dans ce cas « des guérisons intermittentes survenant spontanément ou consécutivement à des frictions, à des malaxations dans le pli du coude. Le malade pouvait alors, sans souffrir, étendre complétement l'avant-bras sur le bras. Mais au bout d'une demi-heure ou d'une heure, la rétraction se produisait lentement et restait permanente jusqu'à une nouvelle friction » (Mauriac).

Obs. X.—)Mauriac). Douleurs dans les deux coudes pendant la première poussée des accidents consécutifs. Au 6ᵉ mois de la syphilis, deuxième attaque d'arthralgie dans les coudes. Extension complète de l'avant-bras gauche impossible. Symptômes irrégulièrement intermittents de l'affection syphilitique du biceps.

Un homme de 40 ans a contracté un chancre syphilitique en janvier 1869.

Six semaines après le chancre, roséole papuleuse, puis laryngopathie assez sérieuse et plaques muqueuses au commencement de juin 1869 (cinquième mois), malgré l'administration de 100 pilules de proto-iodure.

En juillet, troubles nerveux (obnubilation, diplopie fugace et sans hémiplégie). A cette époque, il commença à souffrir dans les coudes.

Quelques jours après son entrée à l'hôpital (sixième mois de la syphilis), on constata qu'entre l'olécrâne et l'épitrochlée du côté gauche, il existait une douleur un peu vive et qui s'irradiait à travers le pli du coude. L'avant-bras avait été forcé à peu près tout à coup de se mettre dans la position demi-fléchie sur le bras. Son extension complète était impossible. La masse musculaire du biceps ne paraissait point violemment contracturée et il n'existait aucune altération matérielle appréciable dans l'articulation. On aurait dit qu'une sorte de rétraction s'était produite dans les ligaments antérieurs péri-articulaires. Les mouvements de l'avant-bras sur le bras sont libres, sauf celui de l'extension complète. Rien dans le bras droit. Quand on cherchait à faire l'extension forcée, une douleur vive se faisait sentir en arrière sur l'olécrâne et en avant sur le tendon du biceps, qui se raidissait très-fortement, comme s'il eût subi un raccourcissement (traitement mixte). Guérison au bout de trois ou quatre semaines.

Un point très-important à noter, c'est que cette affection survint assez brusquement et disparut de même. Elle présenta même une marche irrégulièrement intermittente, c'est-à-dire qu'elle cessa et revint plusieurs fois, mais toujours sans contracture bien appréciable du biceps.

DURÉE. — TERMINAISON.

Les observations que nous venons de citer prouvent assez que la durée de l'affection peut varier beaucoup. Si on l'a vu persister des années comme dans les exemples rapportés par MM. Notta et Bastard, on peut affirmer que ces cas sont rares. Nous avons déjà dit qu'abandonnée à elle-même, la contracture semblait avoir de la tendance à progresser, mais si on y porte remède, elle disparaît d'ordinaire au bout de quelques mois.

La terminaison de l'affection est donc favorable; mais l'est-elle toujours? Voilà la question que nous devons nous poser. Bien des auteurs ont signalé « comme terme ultime de la contracture des muscles leur transformation fibreuse. Ce mode de terminaison est possible, dit Straus, mais à coup sûr il est très-rare ». Nous croyons qu'on ne l'a jamais observé à la suite de la contracture musculaire syphilitique. On l'a accusée, ces temps derniers, de produire l'atrophie. Il en est fait mention dans une observation recueillie dans le service de M. Guibout, à l'hôpital Saint-Louis, par M. Bastard, interne du service et publiée par ses soins sous le titre : « Atrophie et contracture musculaires de nature syphilitique ».

Obs. XI. — (Tirée de l'*Union médicale* du 4 janvier 1879.)

L'homme qui en fait le sujet est âgé de 49 ans, a toujours joui d'une excellente santé jusqu'au moment où il contracte un chancre induré du gland dans le courant de l'année 1853. A la suite de cet accident primitif, il ne suivit aucun traitement général et ne présenta, malgré cela, aucun accident jusqu'en 1872, époque à laquelle il eut une laryngite intense. Il vit alors un médecin, qui lui fit prendre de l'iodure de potassium et lui cautérisa plusieurs fois le larynx. Mais il a toujours conservé, depuis lors, une altération considérable de la voix qui est rauque et voilée.

En 1873, il fut soigné à l'hôpital Saint-Louis dans le service de M. le professeur Hardy, pour des ulcérations de nature syphilitique qui siégeaient aux jambes et qui guérirent rapidement par le sirop de Gibert. Il porte encore les cicatrices caractéristiques de ces ulcérations.

C'est à peu près à la même époque qu'ont débuté les lésions musculaires, sur lesquelles nous reviendrons tout à l'heure avec détail. Depuis lors, il ne s'est développé aucun autre accident, jusqu'au commencement du mois de septembre 1878. C'est alors que le malade a vu apparaître, aux régions frontale et pariétale, de petites grosseurs qui ne sont autre chose que des gommes, dont les unes, celles de la région frontale, sont arrivées rapidement à suppuration et se sont ulcérées ; tandis que les autres sont restées à l'état cru et n'ont pas tardé à disparaître, sous l'influence du traitement antisyphilitique institué à l'hôpital.

Le point remarquable de l'observation, la contracture musculaire, a débuté, il y a cinq ans environ, un peu après le commencement des accidents, qui se sont développés du côté du larynx. A cette époque, le malade ressentit de vives douleurs, existant surtout la nuit, siégeant dans le bras gauche et s'étendant depuis l'épaule jusqu'au coude. Il existait en même temps, au dire du malade, un certain degré de paralysie de ce membre, portant surtout sur les mouvements de flexion de l'avant-bras et d'élévation du bras. Depuis cette époque jusqu'à l'entrée du malade à l'hôpital, dans le service de M. Guibout (25 octobre 1878), ces douleurs ont persisté avec des intermittences, sans qu'il y ait eu d'amélioration notable.

A l'examen du malade, on constate que les deux bras présentent une légère différence de volume. Le biceps du côté gauche semble un peu atrophié, et, à la mensuration, on trouve que la circonférence du bras, au niveau de la partie moyenne du biceps, présente une différence d'un centimètre et demi en moins que celle du bras droit, et cela pendant l'état de relâchement des muscles. Lorsqu'on fait contracter le biceps, la différence est encore plus marquée et atteint 2 centimètres et demi.

Mais, si l'on considère la longueur des deux biceps, la différence est encore bien plus grande. En effet, le malade ne peut étendre complétement l'avant-bras gauche, et l'on remarque au niveau du pli du coude une saillie très-prononcée formée par le tendon du biceps qui est dur et donne la sensation d'une corde fortement étendue. Le muscle, mesuré depuis l'apophyse coracoïde, jusqu'à la tubérosité bicipitale du radius, a une longueur de 30 centimètres, tandis que du côté droit il en a 33. La portion musculaire du biceps, quoique un peu atrophiée, est souple, non douloureuse, ni à la pression, ni pendant la contraction ; celle-ci se fait très-bien, et le mouvement de flexion est parfaitement normal. Mais l'extension de l'avant-bras ne peut être complète, par suite du raccourcissement et de la rétraction, qui semble porter exclusivement sur la portion tendineuse du muscle. Tous les autres muscles sont indemnes.

A côté de cela, il existe en outre une ostéite syphilitique de l'humérus gauche. Cet os est considérable, hypertrophié dans son tiers inférieur et, immédiatement au-dessous du coude, le bras mesure 25 centimètres de circonférence, tandis que du côté droit il ne mesure que 21 centimètres. Si l'on n'avait eu les antécédents syphilitiques du malade et les symptômes concomitants pour éclairer le diagnostic, le traitement serait venu dévoiler la nature de la lésion ; car l'affection n'a pas tardé à se modifier, sous l'influence du traitement par l'iodure de potassium à la dose de 2 gr. d'abord, puis 3 et 4 gr.

PRONOSTIC.

Le pronostic de la contracture musculaire ne doit pas nous arrêter longtemps. Il est facile à déduire de ce que nous avons dit précédemment.

Pour un cas que l'on cite où l'affection a pu se généraliser, atteindre les muscles du pharynx que l'on ne put franchir avec une sonde œsophagienne, et enfin amener la mort (Deville. Bulletins de la Société anatomique, 1845); pour une observation de M. Notta où la contracture aurait resisté à tout traitement, combien n'avons-nous pas vu d'exemples de guérison ?

Cette affection n'a pas de retentissement sur l'état général du sujet ; elle n'altère en rien sa santé. Et, quand elle apparaît, même dans les formes les plus graves de la syphilis, elle cède au traitement antisyphilitique. Nous pouvons en trouver la preuve dans cette observation.

Obs. XII.—(Mauriac). Syphilide grave et ulcéreuse dès le début. Céphalée. Pharyngopathie. Traitement hydargyrique. Récidive de la syphilide ulcéreuse. Affection syphilitique du biceps au 7e mois de la syphilis. Guérison au bout de 5 mois. Aucune autre diathèse que la syphilis.

Il s'agit d'un homme de 27 ans. Bonne santé habituelle. Aucun antécédent morbide héréditaire ou acquis.

En février 1875, un mois après son dernier rapprochement, apparition d'un chancre qui guérit sans traitement au bout de trois semaines. Deux mois et demi après, céphalée horrible, mal de gorge persistant et assez violent pour empêcher le malade de manger. Peu de temps après, ulcérations au pourtour du chancre cicatrisé; grosses pustules de rupia sur les cuisses, les mollets, sur la poitrine et les membres supérieurs.

Repos. Diète. Frictions mercurielles. Guérison au bout de deux mois.

Trois semaines après la guérison, les ulcérations du bras se rouvrent.

De nouvelles, à caractère phagédénique, envahissent la cuisse droite. Frictions mercurielles durant quatre ou cinq semaines; le bras seul guérit.

A la partie postérieure du coude gauche et sur la face postérieure de l'avant-bras, réapparition des ulcérations qui ont rongé une large surface; mais leur situation est telle qu'elles ne peuvent gêner en rien les mouvements de l'articulation.

Depuis le mois d'août (septième mois de la syphilis), l'extension complète de l'avant-bras sur le bras ne peut plus s'effectuer, et l'angle de flexion a augmenté peu à peu chaque jour.

Quand le 6 décembre 1876 on vit le malade, les ulcérations étaient dans toute leur activité phagédénique. Mais le trouble fonctionnel le plus intéressant était la flexion forcée de l'avant-bras. Les deux segments formaient un angle aigu. Pour ramener l'avant-bras à angle droit ou obtus sur le bras, il fallait exercer un effort considérable. Extension complète impossible. Pour l'obtenir, on provoquait de grandes douleurs siégeant dans l'articulation et dans la partie inférieure du muscle, sans avoir de point fixe. L'articulation semblait intacte. Dans la région, pas de douleur à la pression, sauf au niveau des ulcérations.

Tendon du biceps dur, rigide, droit, uniforme comme une corde tendue, sans nodosités ni traces d'une lésion quelconque. La pression n'était pas douloureuse. Le corps du biceps, ramassé sur lui-même, constituait une masse globuleuse. Il n'offrait pas cependant la dureté, la fermeté du tissu musculaire en état de contraction. Il ressemblait à un muscle atteint d'un léger degré de crampe plutôt qu'à un muscle contracturé. Tous les autres muscles du bras et de l'avant-bras fonctionnaient normalement. *Traitement* :

Sirop de biiodure ioduré \
Sirop d'iodure de potassium } āā 3 cuillerées par jour.

On pansait les plaies avec le mélange suivant :

Onguent napolitain \
Masse emplastique de Vigo hydrargyrisée } āā p. é.

Le malade sort guéri de la contracture du biceps le 25 décembre 1875; et en janvier 1876, il avait une syphilide ulcéreuse.

DIAGNOSTIC.

On ne saurait confondre la contracture musculaire syphilitique avec les contractures consécutives aux lésions du cerveau et de la moelle qui s'accompagnent d'hémiplégie ou de paraplégie. Nous avons à peine besoin de les mentionner ici.

Ce qui importe plus, c'est de savoir si la contracture musculaire, telle que nous l'avons observée dans les faits qui précèdent, ne peut pas se rencontrer dans d'autres maladies générales. M. Mauriac affirme que jamais ni la scrofule, ni les dartres, ni le rhumatisme ont donné lieu à une semblable manifestation. « Rien d'étonnant qu'il en soit ainsi pour les deux premières, mais le rhumatisme, la goutte, qui attaquent avec une prédilection si marquée le tissu musculaire et le tissu fibreux, pourraient en offrir des exemples. Il n'en est rien cependant ; la syphilis est la seule cause constitutionnelle de cette affection, et elle l'est si exclusivement que la seule constatation du phénomène morbide implique le diagnostic même en l'absence de tout antécédent ou de toute circonstance pathologique de même nature (Loc. cit. Mauriac) ». M. Notta rejette lui aussi toute influence rhumatismale.

Il est évident que dans les observations que nous rapportons les antécédents rhumatismaux ne sont pas en cause ; les malades les ont niés formellement. Néanmoins nous ne pouvons pas être aussi affirmatif que ces auteurs, et dire avec eux que le rhumatisme ne peut pas présenter des exemples de contracture semblables à ceux que l'on observe dans la syphilis, bien que ces faits soient rares. Nous nous rappelons un mémoire du Dʳ Crysanto Zuradelli publié par la Gazetta medica italiana (1861), qui semble établir le contraire. Zuradelli a vu, dans un certain nombre de cas, la contracture se limiter au muscle biceps seul rarement, mais plus souvent aux trois muscles biceps, caraco-brachial et long supinateur. La flexion exagérée du bras était possible, mais l'extension était impraticable ; les doigts avaient conservé toute la liberté de leurs mouvements.

« Les causes les plus fréquentes d'une semblable affection étaient, pour l'auteur, l'influence rhumatismale d'une part, divers traumatismes de l'autre. »

Ces cas n'ont pas été signalés fréquemment, et il est toujours facile d'arriver à un diagnostic exact par l'ensemble des commémoratifs et des phénomènes concomitants. Chez le syphilitique atteint de contracture musculaire, on a déjà observé ou on observe en même temps quelques manifestations sur la nature desquelles on est fixé.

On ne doit donc jamais négliger de s'enquérir des antécédents du malade. Il faut savoir dans quelles conditions atmosphériques il a vécu, s'il n'a pas présenté d'accidents rhumatismaux, s'assurer par des explorations minutieuses qu'il n'existe pas dans l'articulation de cause capable de produire la contracture observée.

Dans ce cas, la contracture atteint ordinairement plusieurs muscles ; les mouvements sont douloureux ; il se passe souvent du côté de l'articulation malade des phénomènes inflammatoires qui se traduisent par de la chaleur, du gonflement et de la rougeur.

Les contractures hystériques diffèrent essentiellement de la contracture musculaire syphilitique. Elles ne surviennent que dans les cas graves de la maladie nerveuse. Les malades ont déjà présenté antérieurement « des attaques convulsives et les signes permanents de l'hystérie (hyperesthésie ovarienne, tympanisme, troubles de la miction, etc.). » Généralement on voit les contractures se montrer « à la suite d'une attaque et se porter sur des membres déjà paralysés ou anesthésiés» (Straus, thèse d'agrégation, 1875).

Ce n'est qu'exceptionnellement que l'on a vu la contracture apparaître au début de la maladie et « constituer, en quelque sorte, l'un des premiers accidents de l'hystérie » (Briquet).

En définitive, la contracture musculaire syphilitique est difficile à méconnaître. C'est par l'étude comparative des symptômes et des renseignements fournis par le malade qu'on arrive au diagnostic. Si le malade est syphilitique, il n'y a guère de doute à élever sur la nature spécifique de l'affection.

L'observation si nette et si précise, recueillie par notre savant président de thèse, M. le professeur Gosselin, va nous montrer comment on peut arriver à un diagnostic certain.

Obs. XIII. — (Tirée des leçons sur les myopathies syphilitiques de M. Mauriac.)

« Nous avons vu ce matin (5 décembre 1868), au n° 35 de la salle Sainte-Vierge, un homme vigoureux, d'une trentaine d'années, entré dans le service depuis 48 heures. Il souffre depuis six jours au pli du bras droit. Son avant-bras est fléchi à angle droit; le malade ne peut l'étendre volontairement, et vous avez pu constater qu'il nous a été impossible de l'étendre de force. Quand on cherche à produire ce résultat, non-seulement on est arrêté invinciblement, mais l'on provoque une douleur assez vive. Le malade souffre aussi quand on ne le remue pas, et il nous a dit, sans que nous le lui ayons demandé, qu'il souffrait particulièrement pendant les premières heures de la nuit.

« Nous n'avons trouvé dans la région du coude droit ni chaleur, ni rougeur, ni gonflement insolite.

Je vous ai fait seulement remarquer que le tendon du biceps formait sous la peau une corde très-tendue et très-dure que les doigts appréciaient encore mieux lorsque l'on essayait d'étendre l'avant-bras. (Peut-être, le brachial antérieur est-il tendu également?) Mais, à cause de sa situation profonde, je n'ai pu le constater rigoureusement.

« La maladie en présence de laquelle nous nous trouvons est donc une contracture ou contraction permanente du biceps. Mais pourquoi cette contracture ? Faut-il l'attribuer à une cause locale ou à une cause générale ?

« Comme cet homme exerce la profession de zingueur, qui l'oblige à manier constamment le marteau, et que le mal occupe justement le membre droit, celui qui fatigue le plus, je me demande d'abord si l'on ne pourrait pas attribuer la contracture à une fatigue excessive du biceps. Mais le malade exerce cette profession depuis longtemps sans avoir éprouvé jamais rien de semblable, et il assure qu'il n'a pas, dans ces derniers temps, travaillé plus qu'à l'ordinaire.

« Je cherche ensuite si, comme cela arrive souvent, la contracture n'est pas symptomatique d'une arthrite ou d'une ostéite bien appréciables, mais je ne trouve ni le gonflement, ni la chaleur de l'arthrite subaiguë, et je suis certain que les mouvements légers que je fais communiquer à l'avant-bras n'occasionnent pas de souffrance. C'est à peine si le malade se plaint pendant la flexion ; et, s'il se plaint au moment de l'extension, il rapporte sa souffrance au biceps et non pas à la jointure. Je laisse, bien entendu, de côté la supposition d'une arthrite et d'une ostéite anciennes, puisque la maladie est toute récente.

Ne pourrait-on pas, cherchant, à défaut de cause locale, une cause générale, dire que cette contracture est l'effet du rhumatisme? Mais le malade nous a assuré qu'il ne s'était exposé à aucun refroidissement et qu'il n'avait jamais eu de rhumatisme. Il n'a pas non plus actuellement de blennorrhagie qui pourrait nous faire croire à un rhumatisme blennorrhagique insolite.

Ne serait-ce pas dès lors une contracture syphilitique du biceps? Je ne saurais vous dire au juste quels auteurs ont parlé de cette variété d'accidents syphilitiques. Je crois même n'en avoir lu aucune description. Je sais seulement par tradition et par l'observation de quelques faits, que les syphilitiques sont exposés à cette contracture. Cherchons donc si notre malade est dans cette catégorie.

« Je vous ai fait constater sur son gland, à gauche, une ulcération assez étendue, indolente, à base manifestement indurée, des ganglions inguinaux gonflés et indolents dans l'aine, quelques taches de roséole sur le ventre. La gorge a été douloureuse, il y a huit ou dix jours, mais ne présente rien aujourd'hui.

« Le chancre existe depuis environ 25 jours. Pour moi, le malade a une syphilis constitutionnelle à la période secondaire, et sa contracture est un accident de la fin de cette période, un de ceux que M. Ricord a appelés de transition.

« Si ce diagnostic est exact, vous verrez promptement disparaître la contracture sous l'influence du repos et d'un commencement de traitement mercuriel, et cette guérison sera d'autant plus facile qu'il s'agit ici d'un symptôme fonctionnel, sans lésion appréciable.

. . . .

« Le 19 décembre, ajoute le professeur Gosselin, après le repas, les cataplasmes et l'administration de la liqueur de Van Swieten, le malade quittait l'hôpital, complétement débarrassé de sa contracture et de ses douleurs. Sur notre recommandation, il a continué le traitement mercuriel chez lui; et vers la fin de janvier 1869, il est venu nous voir à la consultation et nous a dit qu'il ne s'était plus ressenti de ses douleurs du pli du bras. »

TRAITEMENT.

Pour faire disparaître la contracture musculaire syphilitique, aurons-nous recours à un traitement local, ou bien, nous adresserons-nous, au contraire, à la maladie générale qui l'a produite?

La médication topique ne semble être utile que dans les cas où la douleur devient une source d'indication, comme dans la forme névralgique, par exemple. Alors les onctions calmantes avec un liniment laudanisé, des frictions légères avec le baume Tranquille ou une pommade à la belladone peuvent rendre service en diminuant les souffrances du malade, mais elles ne suffisent pas à enrayer la marche de l'affection. M. Notta s'est bien trouvé de l'usage d'un vésicatoire appliqué *loco dolenti*.

Une observation du docteur Tizzoni, consignée dans les Annales de Cazenave (t. IV, p. 304), paraît bien démontrer l'insuffisance du traitement local. Un homme de 27 ans, syphilitique, présentait des douleurs et des contractures des muscles fléchisseurs des avant-bras et des muscles des jambes. On considéra d'abord l'affection comme purement rhumatismale et « on appliqua des vésicatoires à la partie interne des bras, on fit des onctions anodines avec l'huile de jusquiame, l'extrait de ciguë et de belladone ; on en essaya aussi avec l'huile de croton-tiglium et la pommade stibiée, jusqu'à production d'une éruption abondante. »

Le malade était resté cinq mois dans le même éta lorsqu'on institua un traitement antisyphilitique. La guérison eut lieu au bout de trente jours.

C'est évidemment aux neutralisants de la diathèse que nous devons recourir dans ces cas. Nous avons à notre disposition deux remèdes très-précieux : le mercure et l'iodure de potassium. Ils s'administrent comme dans le traitement ordinaire de la syphilis.

M. le professeur Gosselin a obtenu la guérison de son malade par le mercure seul ; mais l'auteur des leçons sur les myopathies syphilitiques préfère le traitement mixte et associe l'iodure du potassium à l'hydrargyre. C'est aussi à cette dernière médication qu'avait recours M. Notta. Cependant l'iodure de potassium « paraît avoir une action plus prompte et plus apparente que le mercure ; il fait rapidement disparaître les douleurs ; » (Mauriac. Loc. cit.). M. Ricord n'a eu qu'à se louer de ses bons effets dans les cas de contracture survenant à la période tertiaire de la diathèse. Les quatre observations qu'il a publiées dans la Gazette des hôpitaux (1842) le prouvent assez.

Ainsi, on devra employer l'une ou l'autre de ces médications suivant la période de la syphilis dans laquelle se manifeste la contracture.

Astley Cooper disait : « More syphilis, more mercury. » James Lane : « More syphilis, more iodide of potassium. » Nos maîtres nous ont appris que les deux médicaments unis semblent avoir plus d'effet thérapeutique que chacun d'eux livré à ses seules forces. Aussi, dans la période secondaire, nous instituerions le traitement mixte et, à la période tertiaire, nous imiterions M. Ricord et nous donnerions l'iodure de potassium.

NATURE ET SIÉGE DE L'AFFECTION.

Si les conditions spéciales dans lesquelles nous avons vu la contracture musculaire se développer en coïncidence avec d'autres manifestations syphilitiques, si l'absence d'autres maladies auxquelles nous puissions l'attribuer dans ces cas, ne témoignent pas assez nettement de la connexion pathogénique qui la relie à la diathèse, nous ne pouvons émettre un doute sur la nature spécifique de cette affection, lorsque nous considérons les résultats obtenus par le traitement antisyphilitique.

La contracture musculaire, qui apparaît dans le cours de la diathèse, atteint spécialement les muscles fléchisseurs et, parmi eux, le biceps brachial. C'est là un fait suffisamment établi par l'observation et admis par tous les auteurs ; c'est aussi pour cette raison que nous avons précédemment pris pour type de notre description la contracture bicipitale.

Seul, M. le professeur Bouisson a émis une opinion contraire : « S'il fallait, dit-il (Tribut à la chirurgie, t. I), établir un siége d'élection pour ce genre de phénomènes, ce serait aux sphincters que je le placerais. » Mais Néla-ton fait judicieusement remarquer que chez les sujets qui présentent des syphilides autour de l'anus et sont atteints de fissures, le spasme peut être produit par l'ul-cération elle-même, indépendamment de toute affection diathésique (Elém. de patholog. chirurg.).

Les muscles fléchisseurs ne sont pas les seuls muscles atteints. M. Mauriac a rapporté plusieurs exemples de contracture du triceps brachial. M. le professeur Bouisson a signalé (Loc. cit.) chez un syphilitique un cas de stra-bisme divergent dû à une contracture du muscle droit externe. La guérison a été obtenue par le traitement mercuriel. Zambacco (Des affections nerveuses syphili-tiques, p. 340) raconte l'histoire d'un malade qui, cinq ans après le chancre, a été atteint de strabisme interne de l'œil droit. L'iodure de potassium, à la dose de 5 grammes par jour, à amené une amélioration considé-rable.

Enfin, la contracture syphilitique des masséters a été constatée par Ph. Boyer et dernièrement par M. Guyot. On pourra consulter les observations de ces auteurs dans l'Union médicale, 1873, p. 611.

CONCLUSIONS.

1° La contracture musculaire, dans le cours de la syphilis, est une manifestation de la période secondaire principalement. On la rencontre aussi pendant la période tertiaire ou en même temps que les accidents dits de transition.

2° Elle est bénigne et ne se termine jamais par la rétraction du muscle.

3° Son siége spécial sur le muscle biceps brachial, la coïncidence de son apparition avec d'autres manifestations syphilitiques, sa guérison par le traitement antisyphilitique suffisent à démontrer sa nature spécifique et la distinguent des contractures qui peuvent survenir dans d'autres maladies générales.

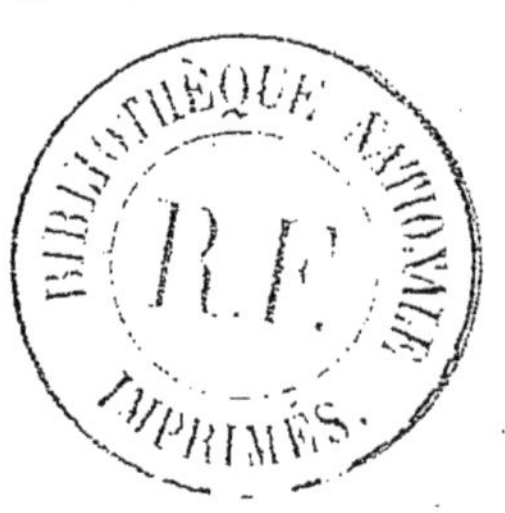

Paris. — A. PARENT, imp. de la Faculté de Médecine, r. M.-le-Prince, 29-31.

103

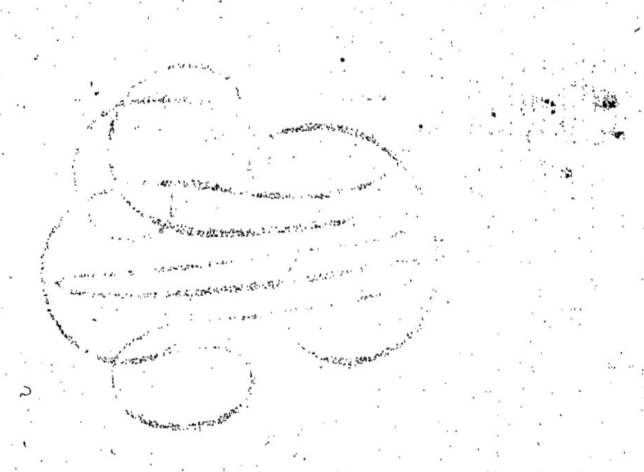